EAUX DE GUILLON.

NOTICE

sur l'établissement

ET LES EAUX MINÉRALES

SULFUREUSES

DE GUILLON

Dans la vallée du Cusancin, près de Baume-les-Dames,
département du Doubs,

Par M. LAMBERT,

Médecin-Directeur de l'Établissement.

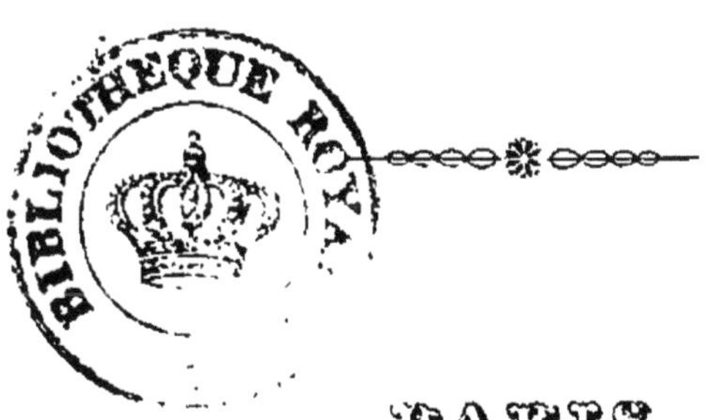

PARIS

IMPRIMERIES DE PECQUEREAU, ET C⁰,

58, rue de la Harpe.

1842

APERÇU TOPOGRAPHIQUE

SUR

LA VALLÉE DU CUSANCIN

ET SES ENVIRONS

§ I.

L'établissement de Guillon est situé dans la vallée du Cusancin, une des plus pittoresques et des plus agréables de la Franche-Comté. Voisine de la Suisse, cette contrée en est tout à la fois une image fidèle et embellie, car si on y rencontre les sites les plus variés et les plus poétiques, les bizarreries les plus singulières dans la forme et dans la direction des montagnes, on y trouve, en général, une végétation plus riche, des points de vue plus animés, et une verdure moins monotone.

Au fond de la vallée coule la petite rivière qui lui donne son nom ; ses eaux, d'une limpidité parfaite, tantôt se promènent lentement dans de

vertes prairies qu'elles arrosent, et tantôt se pré-
cipitent en cascades pour imprimer le mouvement
à diverses usines.

Les deux sources du Cusancin offrent un con-
traste curieux, car dans l'une, retirée dans le lieu
le plus solitaire de la vallée, l'eau sort sans bruit
d'un gouffre profond, ombragé par de vieux arbres,
tandis que dans l'autre, l'eau s'échappe en bouil-
lonnant au pied d'un immense rocher à pic; celle-
ci semble être l'emblème de l'agitation, comme
la première semble être celui d'un majestueux
silence.

Les coteaux richement boisés qui encadrent la
vallée ont environ trois cents mètres d'élévation.
Pendant l'été, au milieu des masses de verdure,
qu'ils présentent, on voit s'élever, de distance
en distance, d'énormes rochers de formes fan-
tastiques, dont l'aspect a quelque chose de sur-
prenant. C'est dans ces sites qu'il faut aller
admirer ces monuments durables de la nature,
et l'ordre qui règne au milieu de ces éléments
divers, qui semblent avoir été un jour boulever-
sés et confondus.

Dans le voisinage de Guillon on trouve de nombreuses curiosités naturelles. A deux lieues est la
glacière de la Grâce-Dieu, une des plus belles
qui existent; par les plus grandes chaleurs de

l'été, on va souvent admirer les colonnades de glaces qui décorent ses voûtes immenses et qui paraissent se former sous les yeux des visiteurs.

Les grottes souterraines Dorsans et de Passavant, situées près de la glacière, offrent un autre genre d'intérêt par les pétrifications variées qu'on y rencontre.

Les grottes d'Osselles et de Fourbannes, un peu plus éloignées, sont encore plus curieuses, soit à cause de leur étendue et des nombreuses stalactites que les siècles y ont accumulées, soit à cause des ossements fossiles qu'on y a découvert.

Nous ne parlons pas d'un îlot flottant situé près de Servin et qui vogue au gré des vents depuis des siècles; ni du vaste puits d'Allotz qui, à certaines époques de l'année, se remplit tout à coup pour former ensuite un rapide torrent; ni de la source curieuse de Pont-les-Moulins; ni enfin de beaucoup d'autres curiosités auxquelles les habitants du pays ne font que peu d'attention, tant ils sont accoutumés à voir ces singularités de la nature, qui cependant sont très intéressantes.

La vallée du Cusancin a de tout temps captivé l'admiration de ceux qui l'ont connue. Les restes du vieux château de Cusance, habité autrefois par de grands personnages; et les ruines d'anciens couvents attestent l'importance qu'on a toujours attaché à la beauté de ses sites.

L'établissement de Guillon, environné de plusieurs villages, n'est éloigné que de six lieues de Besançon et de deux lieues de Beaume-les-Dames, chef-lieu de sous-préfecture, et petite ville de ressource sous tous les rapports : la route qui y conduit longe le cours du Cusancin, et ressemble en quelque sorte à une allée qui sillonne agréablement un vaste jardin anglais.

Plusieurs grands chemins et des sentiers isolés conduisent aux plateaux qui dominent la vallée, d'où l'on distingue facilement, par un ciel pur, les pointes élevées de la chaîne des Vosges qui sont à plus de vingt lieues de distance.

Pour se rendre en poste de Paris à Guillon, il faut à peu près quarante heures ; mais comme il est probable que la ligne du chemin de fer de Strasbourg suivra la vallée du Doubs, on pourra alors, en moins d'une journée, quitter Paris et aller s'installer à Guillon, avantage précieux qui viendra s'ajouter à ceux que réunit déjà cet établissement.

DESCRIPTION SOMMAIRE

DE

L'ÉTABLISSEMENT DE GUILLON.

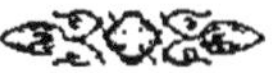

§ II.

L'établissement de Guillon a commencé comme tout ce qui porte en soi un germe de fécondité et d'avenir. Il s'est développé sans aide et par la seule force des choses. D'abord ce n'était qu'une source isolée où quelques malades abandonnés allaient tenter un dernier moyen de recouvrer la santé, et presque toujours avec succès. Les cures qui s'opéraient ainsi dans la solitude ne tardèrent pas à être connues dans la province, soit par le récit des malades qui avaient obtenu leur guérison, soit par le témoignage des habitants du pays qui les avaient vues s'opérer. Les médecins éclairés comprirent bientôt quelles ressources ces eaux pouvaient offrir à l'art de guérir, et les conseillèrent pour combattre une foule de maladies.

Les difficultés de soumettre à un traitement suivi des malades obligés de se faire porter à la source, et n'ayant d'autre abri que de mauvaises baraques en planches, déterminèrent MM. Pouillet à y construire un premier établissement, qu'il fallut promptement agrandir. Celui-ci devint à son tour insuffisant; et c'est alors que plusieurs personnes, frappées de la position avantageuse de la source de Guillon et des propriétés médicales de ses eaux, formèrent avec les propriétaires une association pour donner à cet établissement tout le développement qu'il méritait.

Cette société a fait depuis quelques années de grandes dépenses pour que l'établissement de Guillon ne laissât plus rien à désirer. Elle a restauré les anciennes constructions et élevé un nouveau bâtiment qui satisfait à toutes les exigences de l'utile et de l'agréable. Ces deux bâtiments communiquent par des galeries intérieures avec les cabinets de bains, afin que les malades ne soient jamais exposés aux variations atmosphériques, et puissent prendre leurs bains avec le même succès, quelle que soit la température extérieure.

On trouve dans l'établissement : vastes salons ;

salle de billard, piano, chapelle desservie tous les dimanches, etc.; belles chambres d'habitation convenablement meublées, cabinets de bains commodes, étuves et douches médicinales de toute sorte; rien enfin n'a été oublié par M. De Metz, architecte distingué de Paris, qui a été chargé d'en faire les plans et d'en surveiller l'exécution.

Les nouvelles sources qu'on a trouvées, et qui ont été réunies à celle qui existait, ont permis de donner à l'établissement ce grand développement.

Des bains russes et orientaux, des bains de vapeurs médicinales de toute espèce, à l'instar de ceux de la capitale, ont été également établis dans le bâtiment des bains. Ces moyens puissants, combinés avec l'action des eaux sulfureuses, concourent efficacement, dans certains cas, à la guérison des maladies opiniâtres.

Non-seulement on trouve à Guillon tous les soins que peut réclamer la santé, mais aussi tous les agréments et les aisances de la vie : jeux, promenades variés, jardin anglais, petit bois et table bien servie, la localité offrant sous ce dernier rapport des ressources qu'on rencontre rarement ailleurs. Aussi cet établissement quoique médical, est encore une belle et vaste maison de campagne, située près de la Suisse, où les personnes fatiguées du séjour des grandes villes et des occupations trop sédentaires peuvent aller respirer l'air fortifiant des montagnes, tout en jouissant des distractions qu'offre une bonne société, et de tous les plaisirs de la campagne.

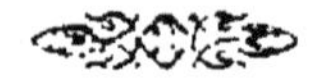

DE LA NATURE

DES EAUX DE GUILLON

ET

DE LEURS PROPRIÉTÉS MÉDICALES.

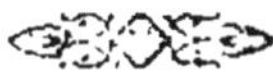

§ III.

Les eaux de Guillon sont sulfureuses, et, d'après les éléments qu'elles renferment, elles ont de l'analogie avec les eaux de Baréges, d'Enghien, de Loëche, etc.

Plusieurs analyses ont été faites successivement et à diverses époques, par MM. Damotte, Bosc, Défosse, Thénard, M. Pouillet, et de leurs observations on peut conclure qu'elles contiennent par litre à peu près les principes suivants, savoir :

	cent. cubes.
Acide sulfhydrique.	20,232
Acide carbonique.	21,320
Gaz azote.	1,300

	Grammes.
Chlorure de sodium.	0,312
Carbonate de chaux.	0,126
Carbonate de magnésie.	0,054
Sulfate de soude.	0,020
Sulfate de chaux.	0,005
Matière organique.	indét.

En voyant les analyses que les chimistes ont
faites des eaux minérales, il semblerait que rien
n'est plus simple que de les imiter ; mais c'est là
une de ces illusions qui disparaissent devant l'ex-
périence, et il est facile de concevoir pourquoi.
Quelque soin que les chimistes apportent dans
ces analyses, toujours quelques éléments échap-
pent à leurs recherches, à cause de leurs faibles
quantités ; et cependant ils ne sont jamais en pro-
portions assez minimes pour qu'on puisse contes-
ter qu'ils concourent aux propriétés générales des
eaux. D'ailleurs, peut-on s'étonner qu'avec les
faibles moyens que possède le chimiste le plus
habile, il ne puisse pas refaire identiquement les

combinaisons que la nature a élaborées à de grandes profondeurs dans le sol, sous l'influence d'a-
gents puissants qui nous sont peut-être inconnus?

Les eaux de Guillon ont été employées d'une
manière toute spéciale dans le traitement des maladies de la peau, contre lesquelles elles ont en
effet une efficacité remarquable.

Peu à peu cependant les médecins les ont con-
seillées avec succès contre d'autres affections; et
les nombreuses observations recueillies par M. le
docteur Coillot, ont démontré jusqu'à l'évidence
que ces eaux convenaient particulièrement pour
combattre :

« Les obstructions et les engorgements des glan-
« des et des viscères ;

« Les menstruations difficiles , les leucorrhées
« ou pâles couleurs, et plusieurs autres affections
« particulières au sexe féminin ;

« Les catarrhes anciens, quel qu'en soit le
« siége ;

« Une foule de maladies chroniques, dépen-
« dantes de la faiblesse ou de l'irritabilité des or-
« ganes de la digestion ;

« Les tumeurs blanches articulaires et les rhu-
« matismes chroniques ;

« Les débilités du système musculaire, les irri-

« tations nerveuses, les névralgies, les asthmes
« nerveux, certaines paralysies, etc. »

*(Observations sur la nature et les effets de l'eau
minérale de Guillon, par le docteur Coillot,
p. 8, année 1827.)*

C'est donc une grande erreur de croire que ces
eaux n'ont d'efficacité que pour guérir les maladies de la peau. Elles sont applicables dans la
généralité des maladies dont nous venons de faire
l'énumération, et nous ne craignons pas d'avan-
cer que les insuccès qu'on a pu observer ont été
ordinairement dus au défaut de persévérance des
malades, qui n'ont pas insisté assez longtemps sur
l'emploi de cette médication ; « car, dit judicieuse-
« ment le célèbre Bordeu, les eaux minérales
« n'opèrent parfois que des révolutions lentes,
« mais par cela même plus sûres et plus perma-
« nentes. »

Comment espérer en effet, d'une saison de vingt-
un jours, la guérison d'affections profondes et in-
vétérées? A moins d'attendre une guérison en
quelque sorte miraculeuse, on ne peut accuser
d'impuissance un médicament auquel on n'a pas
donné le temps de modifier l'économie et de réta-
blir l'équilibre rompu dans les divers systèmes de
l'organisme.

Nous ne saurions donc combattre avec assez de force ce préjugé trop généralement répandu, que les eaux ne sont pas efficaces contre une maladie qui résiste à une saison. Il est souvent difficile de fixer l'époque d'une guérison, la durée de la médication doit être ordinairement proportionnée à la gravité et surtout à l'ancienneté de l'affection que l'on veut combattre. Dans notre organisation, les désordres survenus à la suite de maladies longues et progressives sont presque toujours lents à guérir.

De la boisson.

L'eau de Guillon a une température constante de treize degrés centigrades, une limpidité parfaite, et une odeur fortement sulfureuse. Elle mérite d'être mise au premier rang des eaux sulfureuses prises en boisson, soit à cause de son action médicale, soit à cause de la facilité avec laquelle elle se digère, même par les personnes les plus délicates, qui peuvent en boire plusieurs litres par jour sans en être fatiguées. On la boit pure à tous les instants de la journée, et mélangée avec le vin pendant les repas.

Son premier effet est de provoquer vivement l'appétit en stimulant les organes digestifs dont elle augmente les sécrétions et particulièrement celles des organes biliaires. La facilité avec laquelle les digestions s'opèrent, quand on en fait usage, rend la nutrition beaucoup plus complète ; aussi les malades ne tardent pas à se trouver plus gais, plus forts et plus dispos sous l'influence de cette médication tonique et légèrement laxative.

Des bains.

La température de l'eau de Guillon, administrée à l'état de bains, s'élève à volonté par le moyen de la vapeur introduite dans des réservoirs fermés hermétiquement. Ne pouvant de cette manière subir aucune évaporation, elle acquiert, sans perdre aucune de ses propriétés, la puissance d'action des eaux thermales les plus chaudes.

Ces bains sont administrés dans d'élégants cabinets garnis d'une baignoir en zinc et de tous les objets nécessaires à la toilette. Un cabinet de consultation, un salon et des galeries d'attente complètent la bonne organisation de l'établissement.

Les effets des bains sont analogues à ceux que détermine l'eau prise en boisson ; ils stimulent la peau et agissent d'une manière plus spéciale et en quelque sorte spécifique contre toutes les maladies de cet organe. L'action tonique qu'ils impriment à l'économie semble provoquer le besoin de mouvement; aussi, chaque jour, les baigneurs se réunissent pour entreprendre quelques promenades nouvelles, et si le mauvais temps s'y oppose, ils se livrent à des jeux animés dans l'intérieur de l'établissement; souvent même la danse vient compléter l'exercice de la journée.

Des douches.

Administrées avec l'eau de Guillon sous forme de pluie ou de jet, ces douches sont très-actives et employées efficacement contre les engorgemens chroniques et les affections anciennes des systèmes musculaire et nerveux. Cette action devient souvent assez énergique pour déterminer comme une recrudescence de la maladie, symptôme ordinairement précurseur d'une guérison plus prompte et plus durable. Par conséquent, les malades, loin de s'effrayer de ces sortes de crises, doivent les regarder comme d'un heureux augure.

Des bains de siége et des injections.

Dans certains cas, les bains et les injections d'eau de Guillon sont un puissant auxiliaire dans le traitement des affections intestinales, des voies urinaires et des organes de la génération, surtout s'il y a concommittance avec une maladie de la peau dont on peut craindre la répercussion.

Sous quelque forme que soit administrée l'eau de Guillon, elle détermine parfois un phénomène désigné sous le nom de *poussée*, espèce d'éruption critique qui indique le travail éminemment dépuratif par lequel sont expulsés de l'économie certains principes délétères qui troublent les fonctions vitales.

Comme complément de l'aperçu sommaire que nous venons de donner sur les propriétés des eaux de Guillon, nous aurions pu citer un grand nombre de guérisons obtenues par leur usage; mais pour éviter de le faire d'une manière trop succinte et incomplète, nous préférons renvoyer les personnes qui désireraient en prendre connaissance à la notice publiée en 1827 par le docteur Coillot, praticien très-distingué du pays, qui a recueilli sur ces eaux de nombreuses et intéressantes observations. D'ailleurs, pour éviter toute méprise dans leur application, le médecin de l'établissement, M. Lambert, qui a fait une étude spéciale de ces eaux et de la médication des bains en général, est chargé de diriger les malades dans leur traitement, et de faire exécuter ponctuellement les ordonnances de leurs médecins particuliers.

L'ouverture de la saison commence au **15** mai et finit au **15** octobre.

—◦◦◦◦ ◯ ◦◦◦◦—

Les conditions pécuniaires sont traitées de gré à gré avec les malades, suivant les soins qu'exige leur position. Cependant, en raison des avantages que présente la localité, les prix pour le logement, la nourriture et les bains, sont généralement au-dessous de ceux fixés dans les autres établissements de ce genre. On est prié d'adresser les demandes d'eau minérale à M. Lambert, médecin, directeur de l'établissement.

IMPRIMERIES DE PECQUEREAU ET COMP., 58, rue de a Harpe.

www.ingramcontent.com/pod-product-compliance
Ingram Content Group UK Ltd.
Pitfield, Milton Keynes, MK11 3LW, UK
UKHW022251070726
13613UKWH00005B/2215